BEI GRIN MACHT SICH IHR WISSEN BEZAHLT

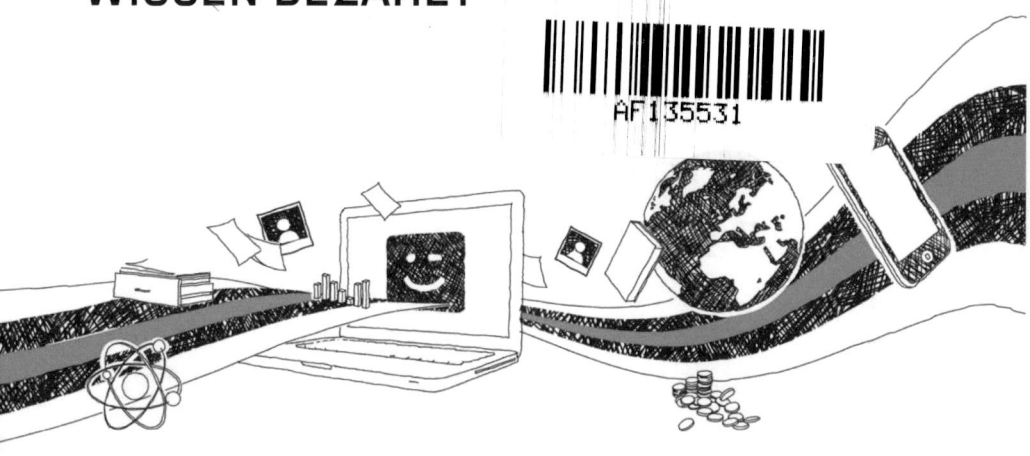
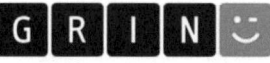

Chancen und Risiken der postoperativen Televisite als neuer Form der Patientenbehandlung

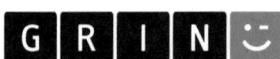

Bibliografische Information der Deutschen Nationalbibliothek:

Die Deutsche Nationalbibliothek verzeichnet diese Publikation in der Deutschen Nationalbibliografie; detaillierte bibliografische Daten sind im Internet über http://dnb.d-nb.de abrufbar.

ISBN: 9783346878540
Dieses Buch ist auch als E-Book erhältlich.

Druck und Bindung: Books on Demand GmbH, Norderstedt Germany
Gedruckt auf säurefreiem Papier aus verantwortungsvollen Quellen

Das vorliegende Werk wurde sorgfältig erarbeitet. Dennoch übernehmen Autoren und Verlag für die Richtigkeit von Angaben, Hinweisen, Links und Ratschlägen sowie eventuelle Druckfehler keine Haftung.

Das Buch bei GRIN: https://www.grin.com/document/1359538

Hochschule Fresenius

Fachbereich onlineplus

Studiengang: M. A. Management im Gesundheitswesen

Hausarbeit

Postoperative Televisite – Chancen und Risiken

Welche Chancen und welche Risiken bietet die postoperative Televisite als neue Form
der Patientenbehandlung?

Modul: Digitalisierung des Gesundheitswesens (M108)

Abgabedatum: 02.04.2023

Inhaltsverzeichnis

1 Einleitung

Das Gesundheitswesen und der Bereich der Medizin befinden sich in den letzten Jahren in einem starken, unaufhaltsam erscheinenden, Wandel (Binder, B. et al., 2007, S. 1511). Digitalisierung ist in aller Munde und macht auch vor der Gesundheitsbranche nicht Halt. Die Digitalisierung hat längst Einzug in das Gesundheitswesen gehalten und Telekommunikationstechnologien finden im Gesundheitswesen zunehmende Verbreitung. Die Gründe hierfür sind vielseitig. Zum einen steigen, insbesondere bei der jüngeren Generation, die Erwartungen hinsichtlich digitaler Angebote im Gesundheitswesen (Burkhardt, M. & Huesman-Koecke, S., 2020). Zum anderen liegt dies an den ökonomischen Rahmenbedingungen der Gesundheitsbranche (Binder, B. et al., 2007, S. 1512). Die Erwartungen der Patienten an die Gesundheitsanbieter steigen, nicht zuletzt, weil medizinische Neuentwicklungen in den Medien stark präsent sind. Die Krankenhäuser befinden sich aktuell in einer schwierigen Situation. Seit dem 2003 eingeführten DRG-Finanzierungssystem zur Vergütung, sind diese nicht ausreichend finanziert und die 2020 ausgebrochene Corona-Pandemie hat ihr Übriges getan – die Krankenhäuser mussten starke Belegungsrückgänge verzeichnen, die bis heute anhalten. Die Folge: Die Krankenhäuser sind zu großen Teilen höchst defizitär und stehen vor Schließungen und Teil-Schließungen (Deutsche Krankenhausgesellschaft, 2022). Weiter leiden die Krankenhäuser unter massiven Stellenbesetzungsproblemen und dem Fachkräftemangel in allen Bereichen – egal ob in der Verwaltung, dem medizinischen, medizinisch-technischen oder dem pflegerischen Dienst (Angerer, P. et al., 2019, S. 71). Die Förderung der Digitalisierung und digitaler Anwendungen im Gesundheitswesen soll in Zukunft zum einen das Personal im Krankenhaus entlasten und zum anderen zu einer Steigerung der Attraktivität von Berufen im Gesundheitswesen beitragen (Angerer, P. et al., 2019, S. 417). Digitalisierung und moderne Telemedizin sind große Hoffnungsträger des aktuell stark belasteten Gesundheitssystems.

1.1 Problemstellung und Ziel der Arbeit

Das Thema der vorliegenden Hausarbeit lautet „Postoperative Televisite – Chancen und Risiken". In der vorliegenden Hausarbeit im Modul „Digitalisierung des Gesundheitswesens" wird die Forschungsfrage „Welche Chancen und welche Risiken bietet die postoperative Televisite als neue Form der Patientenbehandlung?" beantwortet. Ziel der anstehenden Hausarbeit ist es, die postoperative Televisite als neue Behandlungsform zu erläutern und die Chancen und Risiken hinsichtlich der postoperativen Televisite aufzuzeigen. So kann abgewogen werden, ob die postoperative Televisite für Patienten und die Anwender tendenziell mehr Chancen oder mehr Risiken bietet. Daraus können

Schlüsse gezogen werden, ob sich die Televisite im postoperativen Bereich auf lange Sicht in der Regelversorgung etablieren wird.

1.2 Methodisches Vorgehen und Aufbau der Arbeit

Bei wissenschaftlichen Arbeiten gibt es unterschiedliche Vorgehensweisen, immer mit dem Ziel, die gestellte Forschungsfrage zu beantworten. In der vorliegenden Hausarbeit wurde sich für das induktive Vorgehen entschieden. Aus den Ergebnissen zur Problemstellung werden generelle Erkenntnisse abgeleitet. Strukturen und Zusammenhänge sollen so sichtbar gemacht und eine Theorie geschlussfolgert werden. Induktive Verfahren, so wie es hier verwendet wurde, tragen zur Theoriebildung bei (Empirio, 2023). Um die Forschungsfrage zu beantworten, wurde zu allererst eine umfassende Literaturrecherche in der Online-Bibliothek der Hochschule und im Internet durchgeführt und so umfassende Informationen gesammelt. Die Thematik der Digitalisierung im Gesundheitswesen ist sehr aktuell und gut erforscht. Auch zur postoperativen Televisite gibt es aktuelle Fachliteratur. Die zur Hausarbeit passenden Informationen wurden organisiert, sortiert und das vorhandene Datenmaterial im Anschluss aufbereitet. Um die Forschungsfrage nachvollziehbar beantworten zu können, wurde sich zu allererst mit Telemedizin im Allgemeinen beschäftigt. Es wird nach der Einleitung - mit Problemstellung und Ziel der Arbeit, sowie dem Methodischen Vorgehen und Aufbau der Arbeit - auf die verschiedenen Anwendungsgebiete von Telemedizin im Gesundheitswesen eingegangen und sich dann auf die postoperative Televisite fokussiert. Im Anschluss werden die Chancen und die Risiken der postoperativen Televisite analysiert und benannt. Im Fazit folgt eine Zusammenfassung des Themas und eine Schlussfolgerung zu den gewonnenen Erkenntnissen.

2 Telemedizin im Gesundheitswesen

Der Begriff „Telemedizin" setzt sich aus den beiden Begriffen „Telematik" und „Medizin" zusammen. Unter Telemedizin versteht man die Nutzung von Informations- und Kommunikationstechnologien zur Erbringung und Unterstützung von Gesundheitsleistungen, über räumliche Distanzen hinweg (Bundesärztekammer, 2023).

2.1 Anwendungsgebiete

Die Telemedizin hat in den letzten Jahren eine deutliche Entwicklung hinter sich und bietet ein breites Spektrum an vielen verschiedenen Anwendungen – und das obwohl das Gesundheitswesen die Branche ist, die mit der Digitalisierung den größten Nachholbedarf aufweist (Lux, T., et al., 2017, S. 687). Es gibt bereits vielfältige Einsatzmöglichkeiten für Telemedizin in inzwischen nahezu allen medizinischen Fachgebieten und Bereichen. Zum Beispiel in der Radiologie, der Kardiologie, der Dermatologie und der Psychiatrie wird Telemedizin bereits tagtäglich genutzt. Einer der Pionierbereiche der Telemedizin, war die Teleradiologie – medizinische Bilder vom Röntgen oder aus dem MRT werden hierfür anderen Ärzten zur Befunderhebung digital übermittelt (Kim, Y. S., 2004, S. 762). Im Bereich der Telekardiologie können beispielsweise EKG-Aufzeichnungen unter Ärzten zur Beratung übertragen werden, um Einschätzungen zu einem möglichen Herzinfarkt oder weiteren Faktoren abzugeben (Shanit, D., Cheng, A. & Greenbaum, R. A., 1996, S. 7-13). Im Fachgebiet der Psychiatrie gibt es Videokonferenzen zur Primärversorgung zwischen den Patienten und den Psychiatern oder Therapeuten, in denen die Therapiesitzungen digital durchgeführt werden (Simpson, J. et al, 2001, S. 90-98). In der Teledermatologie wird anhand von Fotos und Videos der Patienten eine erste Einschätzung zu Hauterkrankungen von Dermatologen gegeben (Whited, J. D., 2015, S. 1.366). Tagtäglich kommen neue telemedizinische Anwendungen hinzu und müssen vom Gemeinsamen Bundesausschuss bewertet und für die Regelversorung der gesetzlich Krankenversicherten in Deutschland zugelassen werden. Im Bereich der Telemedizin ist aktuell sehr viel in Bewegung – ein kritischer medizinisch-wissenschaftlicher Umgang mit den neuen telemedizinischen Anwendungen ist aber immer die wichtigste Voraussetzung, um eine neue Anwendung hinsichtlich ihrer Chancen und Risiken zu bewerten (Gemeinsamer Bundesausschuss, 2021).

2.2 Postoperative Televisite

Die Televisite, als Anwendung der Telemedizin, ermöglicht eine Kommunikation zwischen Arzt und Patient über räumliche Distanzen hinweg (Eberl et al., 2005, S. 813). Elektronische Kommunikationssysteme sollen die Abläufe in den Krankenhäusern erleichtern. Informationen können via Televisite zeitsparend, strukturiert, zielgerichtet und lückenlos übermittelt werden (Nerlich, M., et al., 2018, S. 432-433). Der Grundgedanke bleibt aber die Überwindung der räumlichen Distanz zwischen Leistungserbringer und Patient (Nerlich, M., et al., 2018, S. 436). Postoperative Televisite bietet sich vor allem da an, wo eine flächendeckende Versorgung nicht gewährleistet werden kann – beispielsweise in sehr ländlichen Regionen wie Ostbayern oder den neuen Bundesländern. Die Televisite eignet sich auch sehr gut für ältere, immobile Patienten, die Probleme bei der Anreise zum Krankenhaus haben (Nerlich, M., et al., 2018, S. 437). Doch auch die jüngere Generation, die mit digitalen Geräten aufgewachsen und vertraut ist, erfreut sich am Angebot der modernen, digitalen postoperativen Televisite (Burkhardt, M. & Hues-man-Koecke, S., 2020). Nicht zuletzt, weil die Krankenhausatmosphäre von vielen Pati-enten als unangenehm und fremd empfunden wird (Beauchamp, T. & Childress, J., 2002). Aufgrund des zunehmenden Kostendrucks im Gesundheitswesen, rückt die post-operative Televisite als neue Form der postoperativen Behandlung immer stärker in den Fokus. In der postoperativen Versorgung von Patienten entstehen oft längere Kranken-hausaufenthalte, die den Krankenhäusern im Rahmen der DRG-Finanzierung nicht aus-reichend vergütet werden. So entstehen zum Teil hohe Verluste auf Seiten der Kranken-häuser (Grotz, M., et al., 2003, S. 68). Aufgrund der Fürsorgeverpflichtung des Arztes gegenüber dem Patienten ist eine kompetente, medizinische Nachsorge nach einem Krankenhausaufenthalt jedoch unverzichtbar. Wird der Patient früh aus dem Kranken-haus entlassen und muss zur Nachkontrolle später wieder ins Krankenhaus vor Ort kom-men, entstehen dem Patienten zum Teil lange Fahrt- und Wartezeiten. Die Televisite ermöglicht es, Patienten zeit- und kostensparend postoperativ zu betreuen. Die Televi-site bietet operierten Patienten nach einem stationären Krankenhausaufenthalt zudem die Möglichkeit schnell in das gewohnte häusliche und soziale Umfeld zurückzukehren, ohne auf eine qualifizierte, medizinische Nachsorge zu verzichten (Nerlich, M., et al., 2018, S. 437-438). Für die Televisite benötigen die Patienten lediglich ein mobiles Gerät mit Mikrofon und Kamera. Der Patient kann mit diesem mobilen Gerät Fragen stellen und beantworten, Fotos machen und versenden, sowie Sprachnachrichten verschicken (Mix, S., et al., 2000, S. 196-197). Im Fokus der postoperativen Televisite als neue Be-handlungsform stehen die Fragen des ärztlichen Handelns und der medizinischen Be-treuung. Das Vertrauensverhältnis zwischen Arzt und Patient darf, ebenso wie daten-schutzrechtliche Normen, nicht außer Acht gelassen werden. Im Folgenden wird auf die Chancen und die Risiken dieser neuen postoperativen Form der Behandlung eingegan-gen.

3 Chancen und Risiken der postoperativen Televisite

Wie bei jeder neuen Behandlungsform gibt es auch bei der postoperativen Televisite nicht nur Vor- oder Nachteile. Die postoperative Televisite muss genauestens hinsicht-lich ihrer Chancen und Risiken betrachtet und analysiert werden. Nur so, kann ge-schlussfolgert werden, ob die postoperative Televisite einen überwiegenden Nutzen für die Bevölkerung hat und sich fest im Versorgungssystem etablieren kann.

3.1 Chancen der postoperativen Televisite

Die Televisite als telemedizinische Anwendung, hat Potential zur Steigerung der Qualität und Effizienz und zur Senkung von Kosten im Gesundheitswesen (Dittmar, R., Wohlgemuth, W. A. & Nagel, E., 2009). Die große Chance, bei allen telemedizinischen Anwendungen, ist es durch effizienteres Arbeiten Kosten und Ressourcen zu sparen. Das defizitäre Gesundheitssystem ist gezwungen, die Kosten in Zukunft deutlich zu senken. Telemedizinische Anwendungen, wie die postoperative Televisite, können zu der gewünschten Senkung der Kosten im Gesundheitswesen, und damit auch zu einer Entlastung der Beitragszahler, beitragen (Lux, T., et al., 2017, S. 690). Mit der postoperativen Televisite können räumliche, zeitliche und auch sektorale Grenzen schnell und problemlos überwunden werden – eine flächendeckende Versorgung könnte so in Zukunft, auch in ländlichen, dünn besiedelten Gebieten, sichergestellt werden. Mit der postoperativen Televisite ist es möglich auch Patienten, deren Wohnort weiter weg gelegen ist, postoperativ zu betreuen. So wird eine unkomplizierte Nachbehandlung sichergestellt und ermöglicht. Die Handhabung der technisch erforderlichen Geräte für die Televisite, ist aus technischer Sicht einfach zu bedienen und ermöglicht einen ständigen und sicheren Informationsaustausch zwischen dem Patienten und dem behandelten Arzt (Lux, T., et al., 2017, S. 691). Gerade für die mit technischen Geräten aufgewachsene Nachwuchsgeneration sind technische Geräte nicht mehr wegzudenken und die Bedienung stellt kein Problem dar. Die jüngere Generation erwartet telemedizinische Anwendungen sogar – hier herrscht eine große Akzeptanz und sogar eine Erwartungshaltung gegenüber den Leistungserbringern. Die Patienten sind mündig und zum Teil bereits gut informiert. Sie wollen in den gesamten Prozess mit eingebunden werden. Es herrscht ein großes „Patienten Empowerment" (Nerlich, M., et al., 2018, S. 433). Die postoperative Televisite fördert dieses. Nicht zu unterschätzen sind die verkürzten Weg- und Wartezeiten, die sich durch die postoperative Televisite, für die Patienten bieten. Besonders die oft langen Wartezeiten führen bei vielen Patienten zu Frustration und Unzufriedenheit (Lux, T., et al., 2017, S. 693). Zudem wollen die Patienten im Regelfall so schnell wie möglich in ihr gewohntes häusliches Umfeld zurückkehren und ihre soziale Rolle, zum Beispiel als Elternteil oder im beruflichen Arbeitsumfeld, wieder einnehmen. Eine frühere Krankenhausentlassung kann somit grundsätzlich zu einer höheren Zufriedenheit bei den Patienten beitragen. Durch die postoperative Televisite ist eine Beschleunigung des gesamten Prozesses möglich. Weiter gibt es die Chance auf eine Verbesserung der Versorgungsqualität – für den Patienten bedeutet das eine bessere Versorgung und somit eine höhere Lebensqualität (Lux, T., et al., 2017, S. 693). Es kommt der Versorgungsqualität zugute, wenn die Kommunikation, wie bei der postoperativen Televisite, strukturiert und effizient erfolgt (Nerlich, M., et al., 2018, S. 439). Die Art der Finanzierung von

Krankenhäusern macht es zudem notwendig, dass diese wirtschaftlich denken und handeln. Die Liegedauer der einzelnen Patienten sollte darum nicht ausgereizt werden und auch die begrenzten personellen Ressourcen im Gesundheitswesen gut durchdacht eingesetzt werden. Die Arbeitszeit des ärztlichen und pflegerischen Personals wird mit der telemedizinischen Anwendung der postoperativen Televisite effizienter genutzt. Dies führt zu einer spürbaren Entlastung des Personals im Krankenhaus und zu einer steigenden Attraktivität von Berufen im Gesundheitswesen (Flodgren, G., et al., 2015). Mit der telemedizinischen Anwendung der postoperativen Televisite ist es möglich personelle Ressourcen im Krankenhaus gezielter einzusetzen. Weiter erwarten auch die Kostenträger sinkende Kosten im stationären Bereich. Eine hohe medizinische Versorgungsqualität für die Patienten, die zudem bezahlbar ist für die Solidargemeinschaft der Beitragszahler, ist das große Ziel. Ein dauerhaft wirtschaftlicher Weg ist aus Sicht der Solidargemeinschaft der Sozialversicherung somit erstrebenswert (Dittmar, R., Wohlgemuth, W. A. & Nagel, E., 2009). Die postoperative Televisite als telemedizinische Anwendung, hat das Potential die Gesundheitsversorgung von morgen zu verändern und die Digitalisierung im Gesundheitswesen weiter voran zu treiben und so auch die Akzeptanz innerhalb der Bevölkerung zu erhöhen (Lux, T., et al., 2017, S. 691).

3.2 Risiken der postoperativen Televisite

Neben den vielen Chancen der postoperativen Televisite, gibt es natürlich auch verschiedene Bedenken, Barrieren und Risiken. Bei Gesundheits- und Patientendaten handelt es sich um besonders sensible Daten und Informationen. Diese gelten im Sinne des Datenschutzes als besonders schützenswert. Eine Einhaltung des Datenschutzes ist essentiell für das Vertrauen des Patienten. Die Inspektion des Patienten erfolgt bei der Televisite über eine digitale Verbindung mit Audio und digitalen Bildern. Hier kann es unter Umständen zu haftungsrechtlichen Risiken kommen. Es findet zwar eine Datenverschlüsselung statt, so dass die Televisite grundsätzlich vor Fremdzugriffen geschützt ist – eine hundertprozentige Sicherheit hat man, wie bei allen technischen Anwendungen, aber nie (Warda, F. & Noelle, G., 2002). Die Anforderungen an telemedizinische Anwendungen, wie die postoperative Televisite, sind dementsprechend komplex und hoch. Die Nutzbarkeit wird so häufig stark eingeschränkt oder sogar verhindert. Das macht eine Weiterentwicklung dieser Bereiche für Entwickler in diesem Segment nicht gerade attraktiv (Lux, T., et al., 2017, S. 692). Bei der postoperativen Nachsorge von Patienten sind Themen wie Nachblutungen, Thromboseprophylaxe, Infekte und Wundheilung zu beachten (Warda, F. & Noelle, G., 2002). Im stationären Setting werden die Wundverhältnisse und der Genesungsverlauf vor Ort anhand von ärztlicher und pflegerischer Inspektion, Fieberkurve, Laborparametern und weiteren Untersuchungen beurteilt. Bei der postoperativen Televisite erfolgt die Kontrolle allein über digitale Bilder, Sprachnachrichten und die persönliche Einschätzung des Patienten zum eigenen Wohlbefinden. Die Bilder der Wunden müssen scharf und erkennbar durch den Patienten aufgenommen werden. Hierfür müssen auch die Lichtverhältnisse passen. Damit tun sich oft gerade ältere, nicht technik-affine Patienten schwer. Die Handhabung der technisch notwendigen Geräte kann, gerade für die ältere Generation, eine große Herausforderung darstellen (Görnandt, V., et al., 2006). Hier fehlt es oft auch an der Akzeptanz. Das führt zu einer Unzufriedenheit bei dieser Patientengruppe. Technikunerfahrene Patienten reagieren oft mit einer großen Ablehnung gegenüber dem Technikeinsatz im Gesundheitswesen (Lux, T., et al., 2017, S. 694). Für die postoperative Televisite ist es jedoch zwingend notwendig, dass die Technik einwandfrei funktioniert und die Audio und -visuellen Rahmenbedingungen gegeben sind. Ansonsten besteht das Risiko, dass es zu Fehlbefunden kommt. Bei der postoperativen Televisite stehen dem Arzt zudem keine weiteren Parameter wie Körpertemperatur oder Laborwerte zur Beurteilung zur Verfügung (Görnandt, V., et al., 2006). Der postoperative Verlauf birgt somit bei der postoperativen Televisite das Risiko falsch eingeschätzt zu werden. Viele Patienten fühlen sich im Krankenhaus zudem, durch die Anwesenheit des Arztes, vermeintlich sicherer. Für die postoperative Televisite muss die Technik zudem absolut zuverlässig sein. Sollte es zu Technikausfällen oder -problemen kommen, ist die Durchführung der postoperativen Televisite nicht mehr möglich. Das Risiko, dass die Technik Probleme aufweist, hat man bei jeder telemedizinischen Anwendung jederzeit. Bis alle Krankenhäuser die postoperative Televisite nutzen können, wird noch einige Zeit vergehen. Die meisten Krankenhäuser sind beim Thema Digitalisierung hinterher und auch die Zustimmung bei der Belegschaft hält sich oft in Grenzen – besonders bei Mitarbeitern aus der älteren Generation. Erforderlich sind zu allererst aber Investitionen in die IT der Krankenhäuser – und dafür muss auch das Geld da sein (Lux, T., et al., 2017, S. 690). Bei den aktuell defizitären Krankenhäusern durchaus ein Problem (Deutsche Krankenhausgesellschaft, 2022). Zudem müssen die IT-Abteilungen der Krankenhäuser weiter aufgestockt werden, um die Weichen für die postoperative Televisite zu stellen (Lux, T., et al., 2017, S. 690). Die Frage nach der Vergütung der postoperativen Televisite stellt eine weitere Barriere dar. Es muss zwischen Leistungserbringern und Kostenträgern zuallererst zu einer Einigung kommen zu Themen wie Finanzierung und Vergütung, Art der Abrechnung und Rahmenbedingungen. Die Unsicherheit bezüglich der Vergütung hemmt auch die Akteure auf Seiten der Leistungserbringer – diese wollen selbstverständlich keine Leistung anbieten, die am Ende nicht oder nicht ausreichend vergütet werden oder für die es keine ordentliche Zulassung gibt. Die private Zahlungsbereitschaft der Patienten ist zudem gering. Die Patienten sind eine Kostenübernahme durch ihre Krankenkassen gewohnt. Eine private Beteiligung bei Gesundheitsleistungen trifft meist auf große Ablehnung innerhalb der Bevölkerung (Lux, T., et al., 2017, S. 695).

4 Fazit

Neue telemedizinische Anwendungen, wie die in der vorliegenden Hausarbeit vorgestellte und untersuchte postoperative Televisite, sollen die Zukunft des Gesundheitssystems sicherstellen. Eine Digitalisierung des Gesundheitswesens ist wichtig und unaufhaltsam. Die Ressourcen, gerade die personellen, die den Krankenhäusern zur Verfügung stehen, sollen in Zukunft effizient und intelligent eingesetzt werden, technische Maßnahmen zur Entlastung genutzt und vorhandene Versorgungslücken, beispielsweise in ländlichen Regionen, so geschlossen werden. Der Bedarf verstärkt sich aufgrund des demografischen Wandels und des jetzt schon massiven Nachwuchsproblems und Fachkräftemangels im Gesundheitssystem. Die postoperative Televisite hat somit ein großes Potential, sich als Teil der Regelversorgung zu etablieren und Teil des offiziellen Versorgungsauftrags von Krankenhäusern zu werden. Auch weitere telemedizinische Anwendungen werden neben der postoperativen Televisite in den kommenden Jahren deutlich an Bedeutung gewinnen. Nur mit modernen, digitalen telemedizinischen Anwendungen kann man den aktuellen und den anstehenden Herausforderungen im Gesundheitssystem gerecht werden (Lux, T., et al., 2017, S. 692). Die Akzeptanz bei der jüngeren Generation gegenüber der postoperativen Televisite ist um ein Vielfaches höher, als bei der älteren Generation. Die ältere Generation hat oft Bedienungsschwierigkeiten, da ihnen der Umgang mit technischen Geräten nicht vertraut ist. Weiter muss der Datenschutz der besonders schützenswerten personenbezogenen Gesundheitsdaten zwingend beachtet und berücksichtigt werden. Dieser sollte sich aber keinesfalls als ein Bremsklotz der Digitalisierung im Gesundheitswesen erweisen (Lux, T., et al., 2017, S. 692). Es ist ohne Zweifel nicht jede Patientengruppe für diese Art der postoperativen Nachbetreuung geeignet. Hinzu kommen haftungsrechtliche Fragen und Risiken – den ein weiteres wichtiges Risiko ist die Frage, ob der Arzt über die räumliche Distanz hinweg, den Genesungsverlauf des Patienten wirklich immer analog zur Visite im Krankenhaus Vorort einschätzen kann und will. Die postoperative Televisite hat durchaus Potential zur Steigerung von Qualität, Effizienz und Patientenzufriedenheit. Eine Aufnahme der postoperativen Televisite in die Regelversorgung würde die Entwicklung und Digitalisierung des Gesundheitswesens ganz entschieden vorantreiben (Lux, T., et al., 2017, S. 691). Der wichtigste Vorteil ist aber wohl die Einsparung von Kosten im Krankenhaus und die Verbesserung der schon aktuell angespannten personellen Situation in der Gesundheitsbranche. Die Einsparung von Kosten im Gesundheitswesen würde auch die Beitragszahler in der Solidargemeinschaft der Sozialversicherungen, also nahezu die gesamte Bevölkerung, entlasten. Trotz aller Vorteile und Chancen, die sich durch die digitale postoperative Televisite bieten, muss diese telemedizinische Anwendung aber auch kritisch betrachtet werden. Bei Gesundheitsleistungen darf es keinen Platz für Fehler geben. Eine Aufnahme in die Regelversorgung, sollte darum zwar erst in Betracht gezogen werden, wenn alle Risiken kritisch gewürdigt und berücksichtigt wurden. Zu lange darf man sich damit, aufgrund der jetzt schon angespannten Situation in den Krankenhäusern, aber nicht Zeit lassen. Die postoperative Televisite, als eine telemedizinische Anwendung, ist ein großer Hoffnungsträger für die anstehende und längst überfällige Digitalisierung im Gesundheitswesen.

Literaturverzeichnis

Angerer, P., Gündel, H., Brandenburg, S., Nienhaus, A., Letzel, S., Nowak, D. (2019). *Arbeiten im Gesundheitswesen* (1. Auflage). Landsberg am Lech: ecomed-Storck GmbH.

Beauchamp, T. & Childress, J. (2002). Principles of Biomedical Ethics, 5th edn. In: *Journal of Medical Ethics*, 28.

Binder, B., Hofmann-Wellenhof, R., Salmhofer, W., Okcu, A., Kerl, H. & Soyer, H. P. (2007). *Teledermatological mobitoring of leg ulcers in cooperation with home nurses.* Verfügbar unter: https://pubmed.ncbi.nlm.nih.gov/18086999/ (11.02.2023).

Burkhart, M. & Huesman-Koecke, S. (2020). *PWC Deutschland, Das Gesundheitswesen muss jetzt digital durchstarten – sonst tun es andere.* Verfügbar unter: https://www.pwc.de/de/gesundheitswesen-und-pharma/das-gesundheitswesen-muss-jetzt-digital-durchstarten-sonst-tun-es-andere.html (11.02.2023).

Deutsche Krankenhausgesellschaft (2022). *Kliniken in der Krise.* Verfügbar unter: https://www.dkgev.de/dkg/presse/details/kliniken-in-der-krise/ (25.02.2023).

Dittmar, R., Wohlgemuth, W. A., Nagel, E. (2009). *Potenziale und Barrieren der Telemedizin in der Regelversorgung.* Verfügbar unter: https://www.wido.de/fileadmin/Dateien/Dokumente/Publikationen_Produkte/GGW/wido_ggw_0409_dittmar_et_al.pdf (11.02.2023).

Eberl, R., Biskup, K., Reckwitz, N., Muhr, G. & Clasbrummel, B. (2005). *The televisit system in patients care after discharge in clinical use-first experiences.* Verfügbar unter: https://pubmed.ncbi.nlm.nih.gov/15966617/ (11.02.2023).

Flodgren, G., Rachas, A., Farmer, A. J., Inzitari, M., Shepperd, S. (2015). *Interactive telemedicine: effects on professional practice and health care outcomes.* Verfügbar unter: https://pubmed.ncbi.nlm.nih.gov/26343551/ (25.03.2023)

Görnandt, V., Gerboth, A., Biskup, K. & Muhr, G. (2002). *Fehlerbetrachtung zum Farbmanagement bei digitalem Bildmaterial in der Telemedizin.* Karlsruhe.

Grotz, M., Schwermann, T., Lefering, R., Ruchholtz, S., Graf v. d. Schulenburg, J. M., Krettek, C. & Pape, H. C. (2003). DRG-Entlohnung beim Polytrauma. Ein Vergleich mit den tatsächlichen Krankenhauskosten anhand des DGU-Traumaregisters. In: *Unfallchirurg*, 107, S. 68-76.

Kim, Y. S. (2004). *Telemedicine in the USA with focus on clinical applications and issues*. Verfügbar unter: https://pubmed.ncbi.nlm.nih.gov/15515185/ (25.03.2023).

Lux, T., Breil, B., Dörries, M., Gensorowsky, D., Greiner, W., Pfeiffer, D., Rebitschek, F. G., Gigerenzer, G., Wagner, G. G. (2017). *Digitalisierung im Gesundheitswesen – zwischen Datenschutz und moderner Medizinversorgung* (1. Auflage). Heidelberg: Springer Verlag.

Nerlich, M., Herbst, T., Ernstberger, A. & Blätzinger, M. (2018). *Chancen der Telemedizin für O&U. Opportunities of telemedicine for orthopedics and trauma surgery*. Köln: Deutscher Ärzteverlag. Verfügbar unter: https://epub.uni-regensburg.de/41031/1/2018-09%20OUP%20Chancen%20der%20Telemedizin_gedruckt.pdf (26.03.2023).

Mix, S., Borchelt, M., Nieczaj, R., Trilhof, G. & Steinhagen-Thiessen, E. (2000). Telematik in der Geriatrie – Potentiale, Probleme und Anwendungserfahrungen. In: *Zeitschrift für Gerontologie und Geriatrie*, 33, S. 195-204.

o. A., Bundesärztekammer (2023). *Telemedizin/ Fernbehandlung*. Verfügbar unter: https://www.bundesaerztekammer.de/themen/aerzte/digitalisierung/telemedizin-fernbehandlung (20.02.2023).

o. A., Gemeinsamer Bundesausschuss (2021). *Gemeinsamer Bundesauschuss ermöglicht Heilmittelbehandlungen auch per Video*. Verfügbar unter: https://www.g-ba.de/presse/pressemitteilungen-meldungen/992/ (26.03.2023).

o. A., Empirio (2023). *Deduktive und induktive Forschung*. Verfügbar unter: https://www.empirio.de/empiriowissen/deduktive-und-induktive-forschung (20.02.2023).

Reckwitz, N., Kriegel, J., Derebasi, A., Gerboth, A., Schütte, P., Muhr, G. & Clasbrummel, B. (2007). *Patientenzufriedenheit und Qualitätsmessung in der Telemedizin - Anwendung eines Erhebungsinstrumentes für die postoperative Nachsorge* (1. Auflage). Stuttgart: Georg Thieme Verlag.

Shanit, D., Cheng, A. & Greenbaum, R. A. (1996). *Telecardiology: supporting the decision-making process in general practice*. Verfügbar unter: https://pubmed.ncbi.nlm.nih.gov/9375036/ (25.03.2023).

Simpson, J., Doze, S., Urness, D., Hailey, D., Jacobs, P. (2001). *Evaluation of a routine telepsychiatry service*. Verfügbar unter: https://journals.sagepub.com/doi/abs/10.1258/1357633011936219?journalCode=jtta (25.02.2023).

Warda, F. & Noelle, G. (2002). *Telemedizin und eHealth in Deutschland: Materialien und Empfehlungen für eine nationale Telematikplattform, DIMDI, Deutsches Institut für Medizinische Dokumentation und Information*. Niebüll: Verlag Videe.

Whited, J. D. (2015). Teledermatology. In: *Medical Clinics*, Volume 99, Issue 6, S. 1.365-1.379.

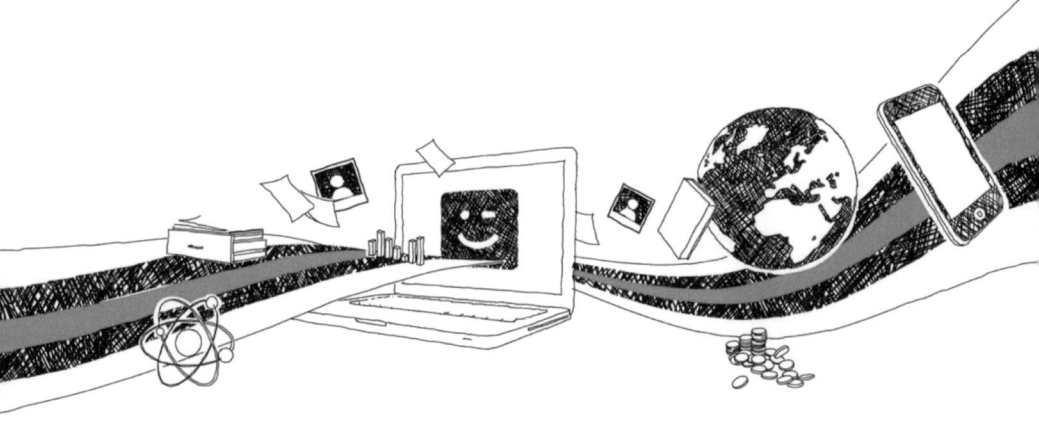
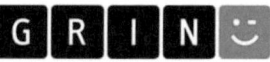